Heike Richter

NOTFALL-Mappe

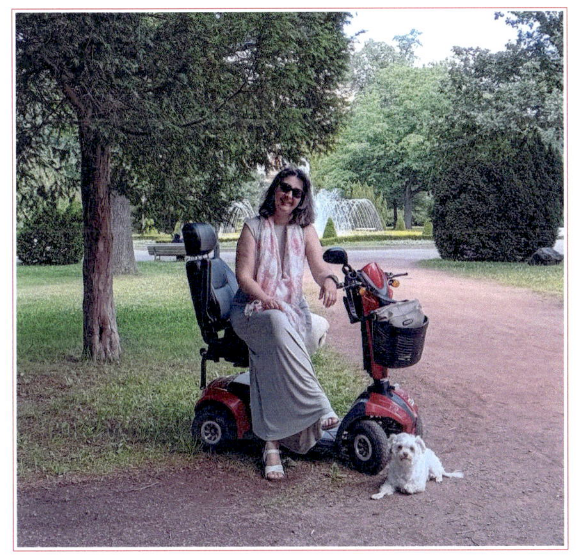

Für den „Ernstfall" vorbereitet…

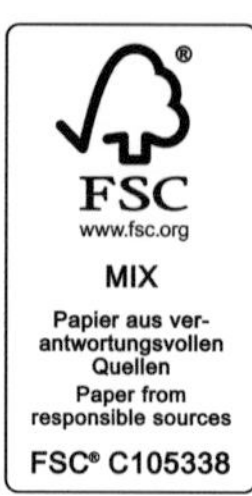

Bibliografische Information der Deutschen Nationalbibliothek:
Die Deutsche Nationalbibliothek verzeichnet diese Publikation in der
Deutschen Nationalbibliografie; detaillierte bibliografische Daten sind
im Internet über www.dnb.de abrufbar.

Verlag:
BoD · Books on Demand GmbH, In de Tarpen 42, 22848 Norderstedt
Druck:
Libri Plureos GmbH, Friedensallee 273, 22763 Hamburg

ISBN: 978-3-7693-1422-9

Ein einfaches, übersichtliches Büchlein
in etwas größerer Schrift,
damit ALLE Erdenbewohner
sich auf leichte Weise informieren können... :-)

INHALTSVERZEICHNIS

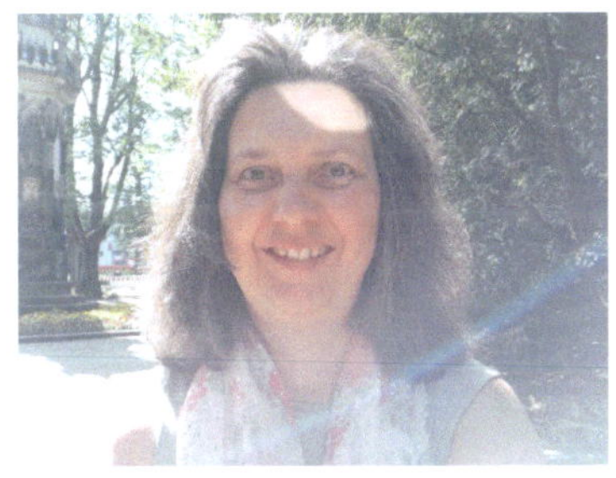

<u>Vorwort</u>

Im letzten halben Jahr war ich vier Mal in der Notaufnahme in verschiedenen Krankenhäusern. Nie war ich „vorbereitet", denn es war ja jeweils ein „NOTFALL".

Wenn du dich vorbereiten willst, gebe ich dir einige wichtige Informationen an die Hand, die ich noch nicht hatte, als mir diese vier Notfälle aufzeigten, dass ich „unvorbereitet" bin, was umständlicher Hilfe organisieren und wertvolle Zeit im Ernstfall verstreichen lässt.

Ich helfe dir, dich zu organisieren – aus meinem Erfahrungshintergrund heraus. Es erhebt nicht den Anspruch auf Vollständigkeit, was ich niederschreibe, und ich gestalte übersichtlich, was du anders, ja, besser machen kannst als ich.

Herzlichst Heike.

NOTFÄLLE sind NOTFÄLLE.

Da geht alles ganz schnell.

Man kann nichts mehr selbst organisieren.

Du möchtest, dass dies geschieht,

was DIR WICHTIG IST?

Dann sei vorbereitet!

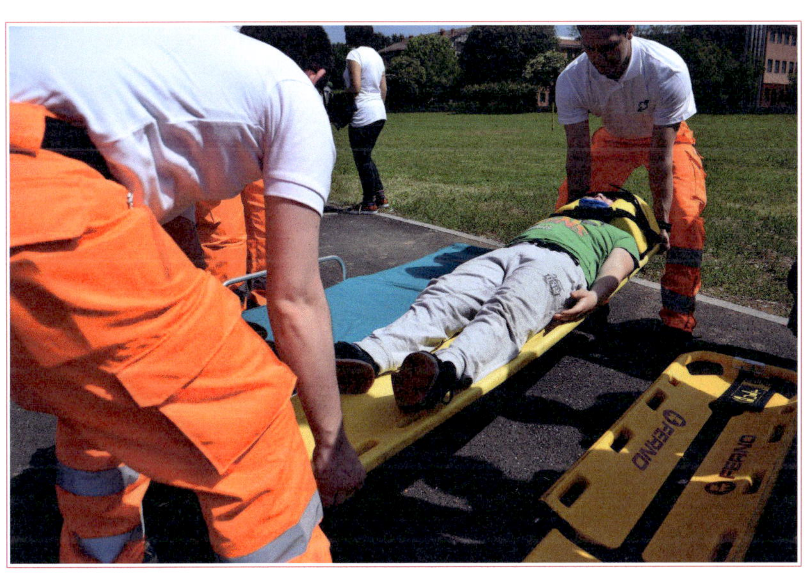

<u>1. Bestimme die Person deines Vertrauens</u>

Du möchtest „im Ernstfall" von jemandem „vertreten" und betreut werden, der dir wichtig ist und dem du wichtig bist und am Herzen liegst?

Dann sorge vor!

1. Mach dir Gedanken, wem du vertrauen kannst, und frage diese Person, ob sie dich vertreten möchte.

Bekommst du ein JA, prima!

Bekommst du ein NEIN, zeige Verständnis und suche weiter in deinem Herzen nach einer Person die...

...ehrlich ist,
...es wirklich gut mir dir meint,
...dich niemals bestehlen würde.

Kannst du solch einen lieben Menschen in deinem Familien-, Verwandten-, Freundes- und Bekanntenkreis finden?

Dann schätze dich glücklich, denn jemanden an seiner Seite zu haben, dem man wirklich vertrauen kann - das ist nicht mit Gold aufzuwiegen!

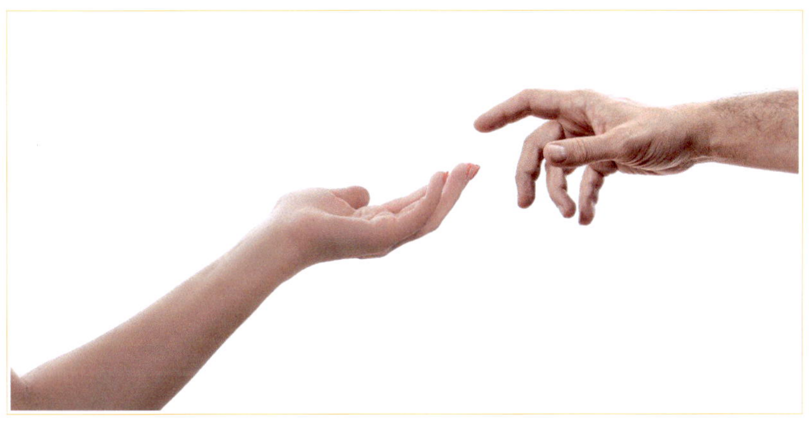

2. Mach eine Liste

Schreib eine Liste mit Namen von Personen, die benachrichtigt werden sollen, sollte dir etwas passieren. Wen möchtest du informiert wissen, solltest du ins Krankenhaus müssen?

2. Schreibe alle Namen der Personen auf die Liste, die du gern informiert haben möchtest. Frage vorher alle Beteiligten, ob sie auf dieser Liste stehen dürfen, denn alle können dann ihre Adressen oder zumindest ihre Telefonnummern einsehen. Nicht jeder möchte das! Versichere dich, dass das wirklich okay für die jeweilige Person ist!

Eine Liste anzufertigen mit Namen und Telefonnummern von Menschen, die dir wichtig sind und denen du wichtig bist – das ist wertvoll, weil jemand, der einspringt, um etwas für dich zu regeln, vielleicht keinen Zugriff mehr auf dein Mobiltelefon hat.

Alle, die dich lieben, machen sich sicherlich Sorgen, wenn sie plötzlich nichts von dir hören. Verhindere das, indem du für Information sorgst, die sie umgehend erhalten, wenn du einen Notfall erleiden solltest.

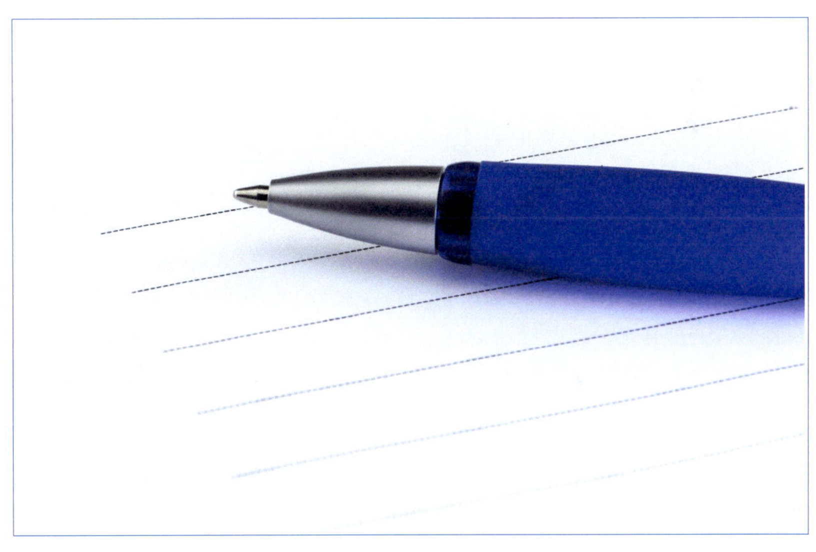

3. Notfall-Ausweis

Ein Notfall-Ausweis gehört in jede Tasche, die man bei sich trägt.

Darinnen wird vermerkt, welche Blutgruppe man hat (diese kann man in einem Bluttest bestimmen lassen), auf welche Allergien und Unverträglichkeiten geachtet werden muss. Ist man nicht mehr ansprechbar und ohne Begleitung, die einen gut kennt, kann solch ein Ausweis lebensrettend sein. Gibt dir ein Arzt ein Medikament, auf das du allergisch bist, ohne, dass er dies weiß, ist dies eine zusätzliche Belastung und Gefahr...

Du kannst in der Regel auch Vorerkrankungen und deine Medikamente eintragen, denn das sind wichtige Informationen, die der behandelnde Arzt benötigt!

Den Notfall-Pass gibt es kostenlos zum Ausdrucken im Internet. Stecke ihn am besten in dein Portemonnaie, damit man ihn schnell finden kann.

Im Handy kann man Notfall-Informationen abspeichern unter „Medizinische Informationen". Sie sind auch ohne Handy-Passwort zugänglich.

Es gibt übrigens - für die Reiseliebhaber unter uns - auch einen europäischen Notfallausweis.

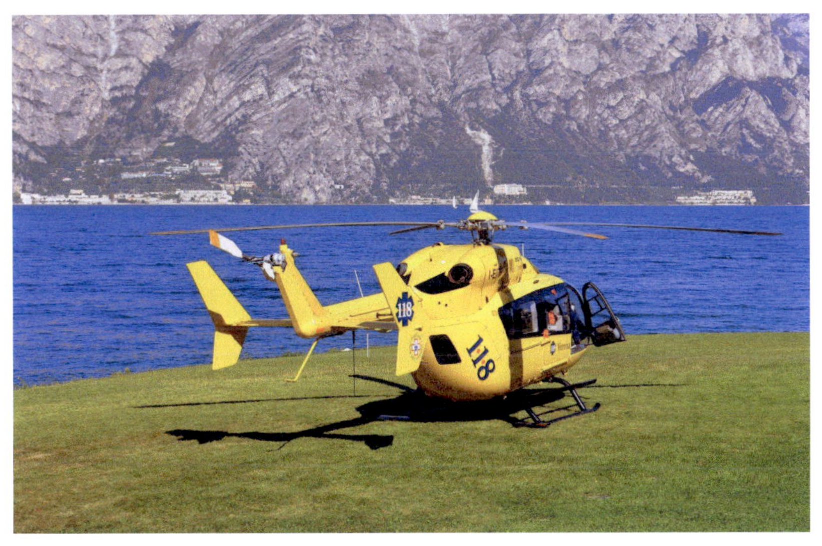

Hier kannst du dir
einen **kostenlosen Notfall-Ausweis**
in deutscher und in englischer Sprache
herunterladen und ausdrucken:

www.tk.de

Den direkten Link findest du
im Quellenverzeichnis (1*).

<u>4. Sorge vor!</u>

Eine Vorsorge-Vollmacht umfasst verschiedene Bereiche, in denen du von einer oder gar mehreren Personen vertreten werden kannst. Bestimme früh, wer das sein soll, denn im Ernstfall bleibt dafür keine Zeit mehr.

In der Vorsorge-Vollmacht wird geregelt, inwieweit die eine oder andere Person Entscheidungen für dich treffen darf, wenn du das nicht mehr kannst. Hierbei handelt es sich um verschiedene Lebensbereiche, wie z.B.:

- Gesundheitssorge / Pflegebedürftigkeit
- Aufenthalt und Wohnungsangelegenheiten
- Behörden
- Vermögenssorge
- Post- und Fernmeldeverkehr
- Digitale Medien
- Vertretung vor Gericht
- Untervollmacht
- Betreuungsverfügung
- Geltung über den Tod hinaus
(2*)

Den Link zu einer solchen Vorsorgevollmacht findest du auf der nächsten Seite, oder du druckst dir einfach eine kostenlose Vorsorge-Vollmacht aus dem Internet auf einer Seite deiner Wahl aus.

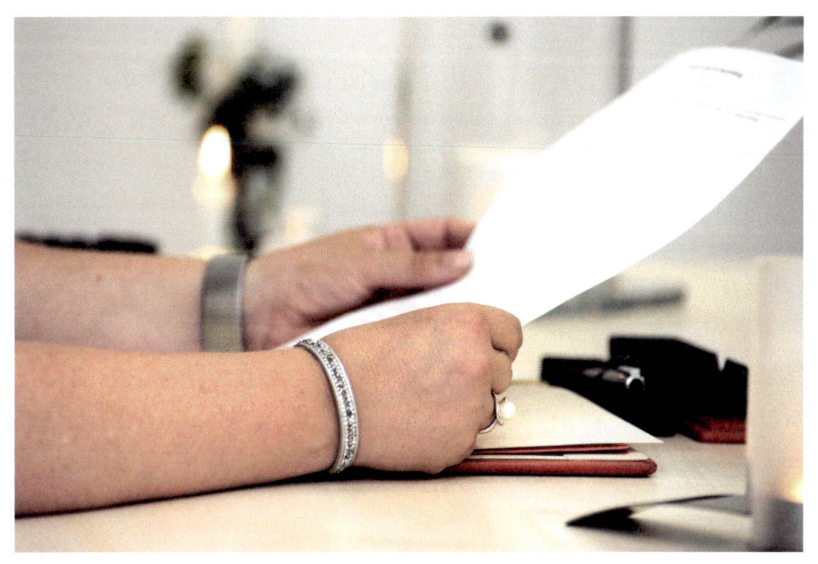

Bundesministerium der Justiz

www.bmj.de

Klicke auf der Startseite auf...

...Service
...Formulare und Muster
...Vorsorgevollmacht / Betreuungsverfügung

4. Konto-Vollmacht

Wer soll deine Finanzen verwalten und sich um alle finanziellen Belange kümmern?

Es gibt eine Konto-/Depot-/Schrankfach-Vollmacht. Um diese zu aktivieren, müsstest du unter Umständen mit dem Bevollmächtigten gemeinsam deine Bank aufsuchen, und er sollte seinen Personalausweis dabei haben, um sich zu legitimieren.

Wer jemanden in eine Bankvollmacht einsetzt, muss sich darüber klar sein, dass der Bevollmächtigte AB SOFORT über alle finanziellen Mittel auf deinem Konto verfügen darf.

Die Bank prüft nicht, ob ein „Vorsorgefall" eingetreten ist.

Also: bitte achtsam sein, wen du einsetzt!

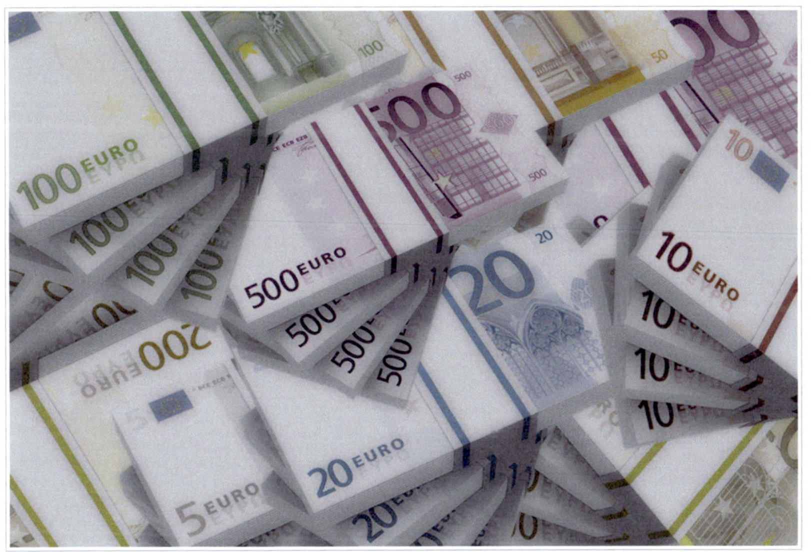

Bundesministerium der Justiz

www.bmj.de

Klicke auf der Startseite auf...

...Service
...Formulare und Muster
...Vorsorgevollmacht / Betreuungsverfügung

Scrolle ein bisschen nach unten, und du findest das
**Formular für Konto-, Depot- und
Schrankvollmacht.**

5. Tiere

Du hast ein Tier, ein Haustier, z.B. einen Hund? Wer soll sich ab sofort um deinen Liebling kümmern? Wer kann einspringen im Notfall, und wer würde ihn dauerhaft zu sich nehmen können und wollen?

Kläre das in deinem Umfeld ab, damit du weißt, dass dein kleiner oder großer Liebling bestens versorgt ist. Natürlich kann ihm keiner sein Frauchen oder Herrchen und sein bisheriges Zuhause ersetzen, aber ihn bestmöglich versorgt wissen - das beruhigt ungemein!

1. Wer kann im Notfall kurzfristig einspringen?
Notiere dir mindestens drei Personen nach vorheriger Rücksprache, damit es eine Auswahl an Helfern gibt, wenn einer mal nicht kann.

2. Frage dich:
Wer würde dein Tier dauerhaft zu sich nehmen wollen und auch können?
Wo würde es deinem Liebling gut gehen?
Wer behandelt dein Tier würdig und liebevoll?

Mach dir Gedanken und frage nach, ob der- oder diejenige sich dazu im Ernstfall bereiterklärt. Notiere diesen Namen mit in deinen Unterlagen, mit Vor- und Nachname dieser Vertrauensperson, Anschrift und Handynummer.

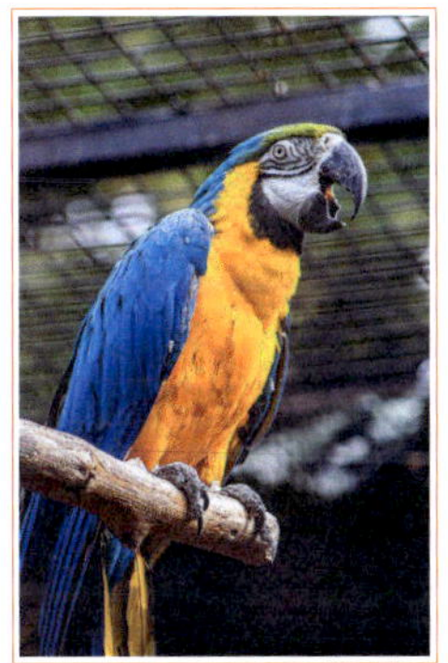

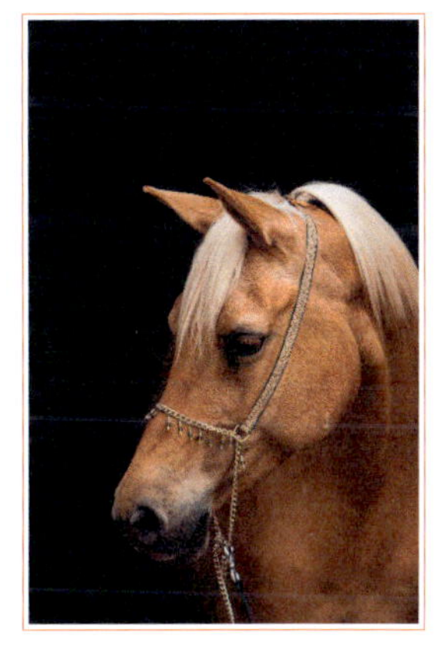

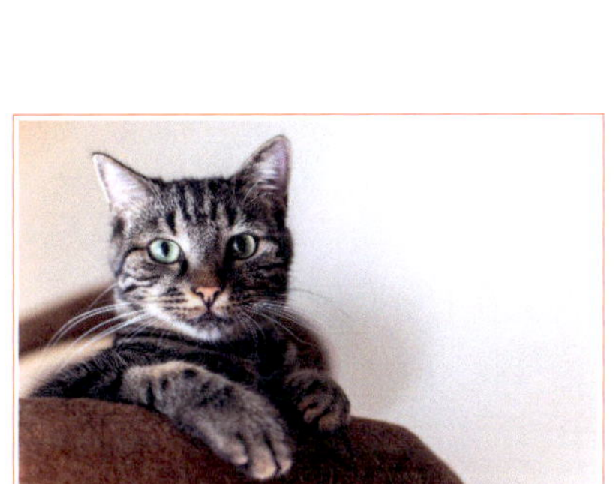

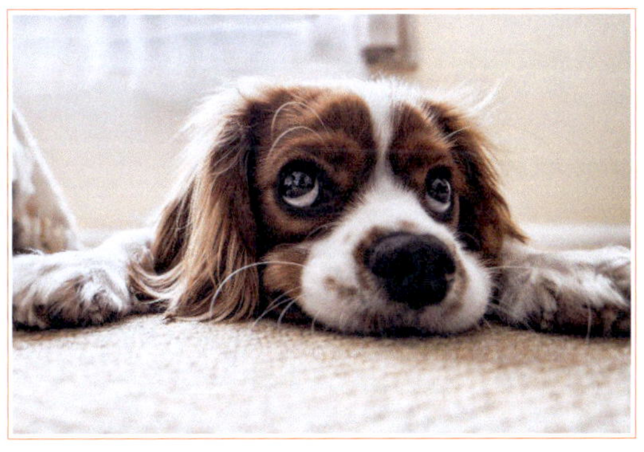

<u>6. Testament</u>

Wem möchtest du dein Hab und Gut hinterlassen? Gerade, wenn ein Notfall eintritt, ist einem mehr denn je wichtig, dass all die Dinge, die einem etwas bedeuten, liebevoll verwaltet und später - im Todesfall - weitergegeben werden an Menschen, die all das achten und wertschätzen mit ihrem Herzen.
Nicht immer ist das einfach zu bewerkstelligen, herauszufinden, wem man was vererben möchte. Und wichtig ist auch, dass das Testament an einer öffentlichen Stelle verwahrt wird, sodass kein Betrug stattfinden kann.
Du möchtest etwas vererben an jemanden, der dir wichtig ist? Hinterlege dein Testament beim Notar. Möchtest du es ändern, kostet es zwar eine kleine Gebühr, aber ein Betrug ist ausgeschlossen. Wie heißt der berühmte Spruch? *„Beim Geld hört die Freundschaft auf...".*
Meine Großmutter hatte mir alles vererbt, aber ich habe letzten Endes nichts von ihrem Erbe erhalten. Ich rate zur öffentlichen Verwahrung deines Testaments, denn ich weiß, wie schrecklich schief die Dinge laufen können, sodass der „letzte Wille" nicht mehr vollstreckt werden kann.

**„Sage nicht, du kennst einen Menschen,
bevor du nicht ein Erbe mit ihm geteilt hast."**
Johann Caspar Lavater (3*)

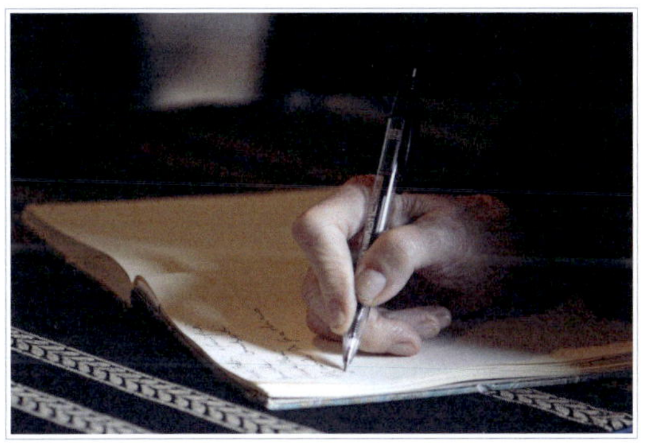

Du kannst dein Testament auch in letzter Minute noch handschriftlich ändern, indem du dein ehemaliges Testament widerrufst und mit dem aktuellen Datum deinen letzten Willen bekundest. Achte darauf, dass du nachweisen kannst, im Vollbesitz deiner geistigen Kräfte zu sein. Dies kann ein Arzt mit einer Bescheinigung bestätigen. Dies nennt man „Begutachtung der Geschäftsfähigkeits- und Testierfähigkeit". Möchte dich jemand für unzurechnungsfähig erklären lassen, um an dein Geld zu kommen, kannst du mit solch einem Gutachten belegen, dass du geistig fit bist und deine Entscheidungen auf jeden Fall selbst treffen kannst.

*Ich notiere dir hier einen Link zu Testaments-Vorlagen.
Du kannst ganz in Ruhe dort nachlesen,
mit welchen Formulierungen du kurz und bündig
ein Testament rechtsgültig verfassen kannst.*

https://testament.zurecht.de/muster/8.pdf

Gedanken...

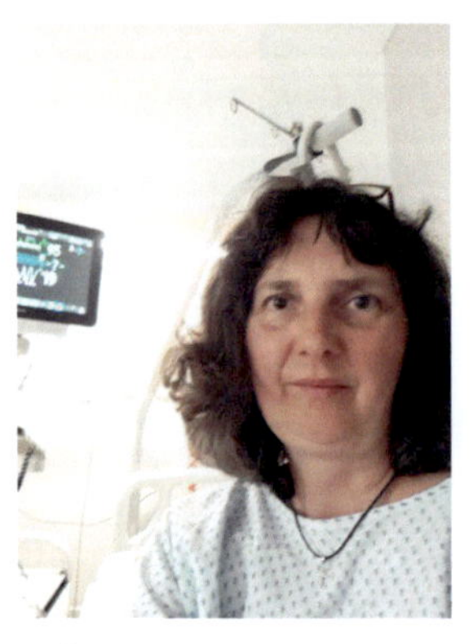

Im Notfall ist alles anders. Man ist Unsicherheiten ausgesetzt, die bewältigt werden wollen.

Man bekommt seine Kleidung abgenommen, muss sich Menschen ausliefern, die entscheiden, was zu tun ist.

Ich rate immer: behalte so viel Eigenverantwortlichkeit wie möglich in jeder Situation. Niemand kann dir das Zepter aus der Hand nehmen, wenn du es nicht zulässt. Jeder, der dir einen Vorschlag macht - so du noch entscheiden kannst -, ist darauf angewiesen, dass du „ja" sagst. Vielleicht sagst du aber auch „nein", weil dir dein Bauchgefühl einflüstert, dass es auf diese oder jene Weise besser wäre. Was auch immer du entscheidest, was auch immer für dich entschieden wird: **gehe einfach davon aus, dass das Beste für dich geschieht!**

Meine kleine Hündin ist bei Fremden oder Freunden, wenn ich im Krankenhaus am Überwachungsmonitor hänge. Ich weiß, ich habe mein Bestes getan, um aus der schwierigen Lage, in der ich steckte, das Optimum für sie und für mich herauszuholen. Ich war komplett überfordert, WEIL... es mir so dermaßen schlecht ging. Ich hatte keine

Kraft, um mich um irgendetwas zu kümmern. Alles ging so wahnsinnig schnell. Wohin mit dem Hund? Das scheint immer die wichtigste Frage zu sein, wenn ich alleine bin und es mir gar nicht gut geht. Natürlich gibt es Freunde, aber sie gehen den ganzen Tag arbeiten - von früh bis spät.

Man schiebt es gerne vor sich her, Vorsorgemaßnahmen zu treffen, wenn es einem gut oder zumindest noch relativ gut geht. Man denkt immer: *„Das wird schon wieder!"*. Was ist aber, wenn es „nicht wieder wird"? Ich denke immer positiv. Doch wenn ich umfalle, kann ich positiv denken, wie ich will: ich habe keinen Einfluss mehr auf irgendetwas, wenn der Krankenwagen mich mitnimmt in die Notaufnahme. Dann schaffe ich es kaum, zu sagen, wo meine Versichertenkarte in meiner Handtasche ist. So erging es mir am 17. November 2024, und so ging es mir auch am 4. Mai 2024 und am... Verstehst du, worauf ich hinaus will? Luna, meine kleine Hündin, musste teilweise zu fremden Leuten. Keiner konnte Geld für mich abheben, keiner wusste, wo meine Unterlagen sind. Niemand wusste irgendetwas.
Genau deshalb habe ich noch einige kleine wertvolle Tipps für dich. All das ging mir immer wieder durch den Kopf, als ich im Krankenhaus auf der Überwachungsstation lag. Ich lasse dich an meinen einfachen Überlegungen teilhaben, und du entscheidest, was du davon umsetzen möchtest...

Notfall-Mappe

Leg dir eine Notfall-Mappe an. Beschrifte sie entsprechend. Leg sie an einen Ort, wo sie leicht zu finden ist. Lege sie IMMER an diesen Platz!

SCHILD

Schreib ein Schild oder lass es dir ausdrucken:

„Meine NOTFALL-Mappe befindet sich in... (der obersten Schublade meines Schreibtischs)."

Hänge dieses Schild - in großen Buchstaben geschrieben (und vielleicht auch hübsch gestaltet, dass es nicht gar so sehr nach „Notfall" aussieht) - so auf, dass JEDER, der deine Wohnung oder dein Haus betritt, es SOFORT sehen kann.

Ordner

Leg dir Ordner an. Ordne deine Unterlagen nach:

1. Wichtige Dokumente
2. Versicherungen
3. Finanzen
4. Wohnen (Mietvertrag und Co.)
5. Haustiere

1. Wichtige Dokumente:

In diesem Ordner heftest du alle Dokumente ab, die dich persönlich betreffen:

- Geburtsurkunde
- Ausbildungsnachweise
- Kopie deines Testaments

2. Versicherungen:

Alle Versicherungen sortieren.

- Krankenversicherung
- Pflegeversicherung
- eventuelle Zusatzversicherungen
- Versicherungen der Fahrzeuge
- Versicherungen für deine Haustiere
- Haftpflichtversicherung, etc.

3. Finanzen

- Welche Konten hast du? Wo werden sie geführt?
- Welche Karten hast du (ec-Karte, Kreditkarte, ...)? Wo befinden sich diese Karten?
- Gibt es Daueraufträge? An wen wird überwiesen, wann und wie viel?
- Zahlst du ein Darlehen ab? Wie hoch ist der monatliche Betrag, und wie hoch ist der noch zu zahlende Restbetrag?
- Hast du Bargeld irgendwo „versteckt"? (Besonders ältere Menschen neigen dazu, Geld daheim aufzubewahren und vergessen gern im

Ausnahmezustand, wo sie es hingelegt haben.)
Notiere das Versteck!

4. Wohnen
- Mietvertrag
- Vertrag mit dem Stromanbieter
- evl. Wohngeldantrag und Bewilligung
- Jahresabrechnungen Wasser und Heizung
- GEZ-Nummer
- Hast du einen Handyvertrag und bei wem? Wie lange läuft der Vertrag und wie sind die Kündigungsfristen?

5. Haustiere
- Kaufvertrag deines Tieres
- Hundepass/Impfausweis incl. gültiger Tollwutimpfung
- Ist dein Tier kastriert?
- Name, Anschrift und Telefonnummer des Tierarztes deines Vertrauens
- Krankheiten auflisten und Medikamente notieren, die täglich verabreicht werden müssen (notiere auch die entsprechende Dosierung und wo man deshalb nachfragen kann, z.B. den Namen des Tierarztes).
- Eine Kopie deiner Erklärung, wer sich im Notfall um dein Tier kümmern wird.

<u>In deine Notfall-Mappe kommt...</u>

1. Der **Name deiner Vertrauensperson**, die benachrichtigt werden soll: Name, Anschrift und **Handynummer**. Wo befindet sich der **Ersatzschlüssel für deine Wohnung**?

2. Wo befindet sich deine **Gesundheitskarte**? Wo bist du versichert? Wie lautet deine Versichertennummer? Hast du Zusatzversicherungen im gesundheitlichen Bereich, wie z.B. Krankenhaustagegeldversicherung usw.?

3. Hast du eine **Pflegestufe**? Welcher Grad wurde bewilligt? Lege diese Bewilligung als Kopie anbei. Hast du eine Pflegezusatzversicherung? Wie heißt der **Pflegedienst** oder/und die **Pflegeperson**, der / die regelmäßig kommt? Notiere Name, Anschrift und Telefonnummer.

4. Liste deiner (nachgewiesenen) **Erkrankungen mit den entsprechenden Befunden.**

5. **Medikamentenplan**

6. Wer kümmert sich im Notfall um dein **Tier**? Mindestens zwei **Namen** von möglichen **Betreuern** und **Handynummern** notieren.

7. Vorsorgevollmacht oder **Generalvollmacht**

8. Betreuungsvollmacht

9. Kontenvollmacht

10. **Wo befindet sich dein Testament?**

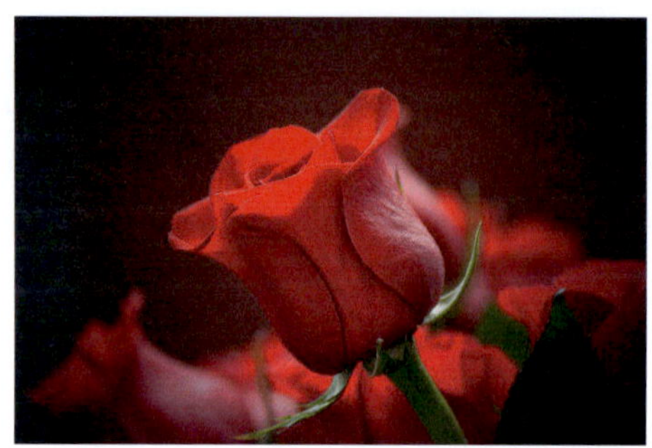

Das sind Vorschläge, die du aufgreifen kannst. Mir gibt es ein gutes Gefühl, wenn ich weiß, dass ich vorbereitet habe, was in meinen Kräften steht. Immer kann ich alles ändern, wie es sich für mich gut anfühlt.

Wir alle sind vergänglich, und Zusammenbrüche und plötzliche Ereignisse kündigen von... einem nicht unsterblichen Leben. Ich habe in meinem Leben alles so gut und intensiv gelebt, dass ich mir nichts vorzuwerfen brauche. Ich habe nach meinen Möglichkeiten alles getan, um möglichst glücklich zu sein – unter erschwerten Bedingungen, weil ich krank bin. Wir alle haben die ein oder andere

Einschränkung vielleicht, wenn wir uns mit einem Büchlein wie diesem auseinandersetzen. Oder wir wollen uns einfach nur informieren, um vorbereitet zu sein.

Eine liebe schwerkranke Bekannte sagte mir, dass eine **Patientenverfügung** ihr eher hinderlich sei, wenn sie Hilfe und Wiederbelebung möchte und eben noch nicht so alt ist, so dass diese Maßnahmen nicht mehr so sehr von Bedeutung für sie sind. Deshalb habe ich diesen Part der Patientenverfügung nicht mit ins Büchlein aufgenommen. Aber natürlich kann man sie ausfüllen. Man sollte sich aber gut beraten lassen, was genau diese Entscheidung jeweils für einen selbst bedeuten wird, denn oft kann man die Auswirkungen dieser Entscheidung beim Ausfüllen und beim Unterzeichnen noch nicht absehen. Mein Großvater hatte sich dafür entschieden, keine lebensverlängernden Maßnahmen zu erhalten, und hätte er gewusst, was das konkret für sein Ableben bedeutet, so bin ich heute sicher, hätte er sich nicht dafür entschieden. Beratung tut hier Not!

Ich habe mich für eine Generalvollmacht entschieden, und so umgehe ich derzeit diesen Entschluss, wie ich die Patientenverfügung für mich konkret ausfüllen möchte.

Umfassende Vorsorge

…findest du unter „Freie Universität Berlin".

„Ich bin vorbereitet" Notfallmappe (4*)

Gib diese Eckdaten im Internet ein oder klicke auf den Link (auch im Quellenverzeichnis ist er nochmals angegeben), und du kannst dir eine 68-seitige Notfallmappe ausdrucken und sie ganz in Ruhe ausfüllen. In dieser Mappe findest du umfassende Informationen und Inspirationen, worum du dich kümmern kannst, wenn du das möchtest.

Eine übersichtliche Mappe mit geordneten Angaben für alle, die dich unterstützen wollen, sich bei dir aber noch nicht auskennen und sich orientieren müssen.

Ich bedanke mich aufrichtig für diese wundervolle Arbeit, die diese PDF-Datei nach meinem Empfinden darstellt…

Wer auch immer auf detaillierte Vorsorge steht, wird hier fündig. Ich persönlich bin begeistert von dieser kostenlosen Mappe!

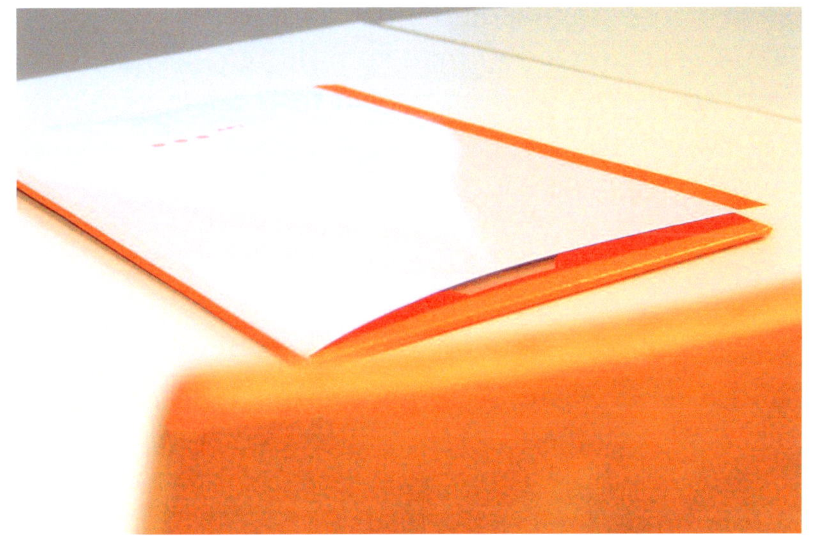

<u>Nachwort</u>

Es gibt viele Möglichkeiten, vorzusorgen. Du entscheidest, was du machen möchtest und wofür du dich bereit fühlst. Bei mir hat es innerhalb eines halben Jahres vier Einlieferungen in die Notaufnahme gebraucht, bis ich verstanden habe, dass es wichtig ist, Vorbereitungen zu treffen. Alles andere ist ein großer Unsicherheitsfaktor, der einem - wenn es ungünstig läuft - „auf die Füße fallen kann". Natürlich darf man vom Besten ausgehen und vertrauen, oder aber man sorgt trotz allem vor.

Es ist so eine Sache...
Ich habe mich gefragt: *„Wenn ich vorsorge, schaffe ich dann erst die Gelegenheit, dass mir etwas passiert, weil ich mich damit intensiv befasse?"*. Als Mentaltrainerin weiß ich, dass die Energie der Aufmerksamkeit folgt, und deshalb habe ich lange gezögert, mich diesem Thema „Vorsorge" zuzuwenden. Wird der Notfall dann wie eine selbsterfüllende Prophezeiung eintreten? Oder ist es einfach eine Beruhigung, wenn alles geregelt ist - nach meinem Willen und Wunsch? Ich habe mich nun, mit über 51 Jahren, für die letztere Variante entschieden, und es ist mir alles andere als leicht gefallen. Wer sich also schwer tut mit der „Vorsorge", der darf genauer hinschauen, wieso er sich „schwer tut", denn eigentlich ist diese Vorbereitung nur zu unserem Besten - in jeder Hinsicht!

Ich wünsche dir, dass du dich aufraffst, dich mit diesem vielleicht etwas unattraktiven Thema aktiv zu befassen und Vorsorgemaßnahmen zu treffen, denn: wir alle sind sterblich und keiner weiß, wie es uns ergehen wird vor unserem Ableben.

Als ich jüngst in der Notaufnahme war, habe ich verstanden, dass einem das Leben manchmal einfach „dazwischen kommt", dass es nicht wartet auf den „günstigen Moment", da wir beschließen, wir wären jetzt soweit. Ich persönlich glaube, wir fühlen uns niemals wirklich bereit, zu gehen... - und wenn doch, dann vielleicht eher nach einem intensiven Bewusstseins- bzw. Sterbeprozess.

Unfälle, Notfälle kommen IMMER unerwartet! Und das dürfen wir uns klar machen, ohne in Angst zu verfallen. Vorsorge ist Selbstfürsorge. Das musste auch ich erst begreifen. Und so teile ich diese Gedanken mit dir, auf dass du dich gut um dich kümmern kannst, denn: ich wünsche mir, dass es dir gut gehen möge, dass es uns allen gut gehen möge!

In diesem Sinne:

viel Kraft und eine gute Zeit...
...und natürlich ein langes, gesundes Leben!

Herzlichst Heike.

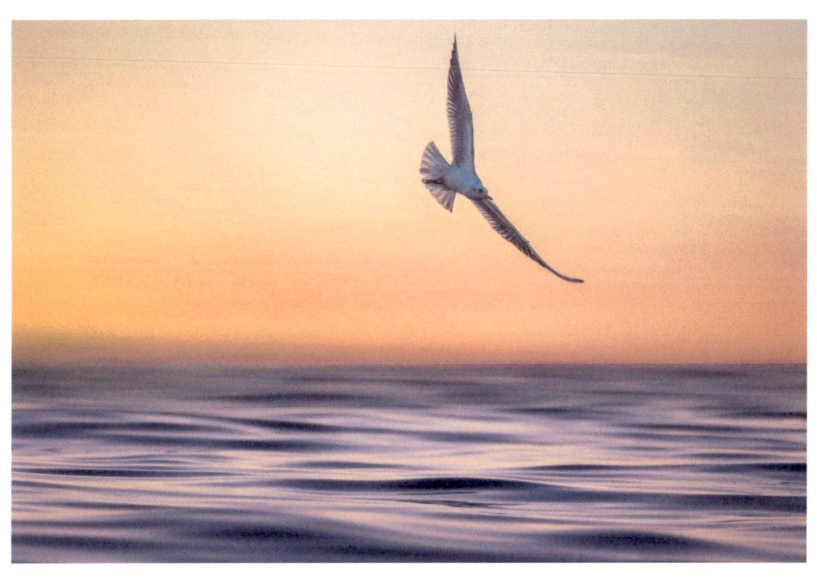

Kontrolle ist eine Illusion.
Wir planen und planen,
und dann kommt oft alles ganz anders.
Doch bereiten wir uns stets bestmöglich vor,
schenkt uns das ein gutes Gefühl von Selbstfürsorge...

Heike Richter

Quellenverzeichnis

Foto Cover & Seite 3: © Heike Richter

Bild Affe auf Cover & Seite 3: © anthropomorphized-animals-2 023 331_1920 - Bild von OpenClipart-Vectors auf Pixabay

Foto Seite 9: © Heike Richter

Foto beim Klappentext & Seite 11: © emergency-780 313_1920 - Bild von Paolo Ghedini auf Pixabay

Seite 13: © Foto: hand-3 035 665_1920 - Bild von Zhivko Dimitrov auf Pixabay

Seite 15: © Foto: office-3 199 666_1920 - Bild von Tom auf Pixabay

Seite 17: © Foto: helicopter-2 907 867_1920 - Bild von Gianni Crestani auf Pixabay

Seite 17: 1* Link zum Notfallausweis in deutscher und englischer Sprache
https://www.tk.de/techniker/unternehmensseiten/unternehmen/broschueren-und-mehr/ausweis-notfall-2 013 418

Seite 18: 2*
https://rechtliche-dokumente.de/cdl/vorsorgevollmacht/?msclkid=386e05b1a60c1765a8a5628acd77b879&utm_source=bing&utm_medium=cpc&utm_campaign=SN%20%7C%20Deutschland&utm_term=vorsorgevollmacht&utm_content=Vorsorgevollmacht

Seite 19: © Foto: hands-4 476 303_1920 - Bild von congerdesign auf Pixabay

Seite 21: © Foto: banknotes-2 679 146_1920 - Bild von jorono auf Pixabay

Seite 23: © Foto Papagei: zoo-8 378 189_1920 - Bild von Zsolt Hegyi auf Pixabay

Seite 23: © Foto Pferd: horse-3 449 622_1920 - Bild von Rebecca Scholz auf Pixabay

Seite 23: © Foto Katze: simba-8 618 301_1920 - Bild von Jill Schafer auf Pixabay

Seite 23: © Foto Hund: puppy-2 785 074_1920 - Bild von Fran • @mallorcadogphotography auf Pixabay

Seite 25: 3* Zitat von Johann Caspar Lavater
https://gutezitate.com/zitate/erbe/

Seite 25: © Foto: hand-325 321_ 1920 - Bild von Anna auf Pixabay

Seite 26: © Foto: Heike Richter (Sorry für die etwas verschwommene Aufnahme, aber ich war halt nicht auf der Höhe auf der Überwachungsstation des Krankenhauses... ;-)

Seite 32: © Foto: flower-3 115 353_1920 - Bild von Moshe Harosh auf Pixabay

Seite 34: 4*
https://www.fu-berlin.de/sites/abt-1/stabsstellen/dcfam-service/pflege/Notfallmappe/Notfallmappe_FU_Berlin_Neu.pdf

Seite 35: © Foto: write-1 073 439_1920 - Bild von Silke Wöhrmann auf Pixabay

Seite 39: © Foto: seagull-8 781 110_1920 - Bild von Enrique auf Pixabay

Seite 43: © Buchcover: Heike Richter